AF467210

DE

LA CONTAGION DE LA GALE

ET DE

SON TRAITEMENT.

MÉMOIRE PRÉSENTÉ A L'ACADÉMIE DES SCIENCES

Par M. le Dr. H. BOURGUIGNON,

Lauréat des hôpitaux et de l'Institut, Membre de la Société de médecine de la ville de Paris.

ADDITION AU TRAITÉ DE LA GALE DU MÊME AUTEUR, RÉCOMPENSÉ PAR L'INSTITUT ET QUI SERA INSÉRÉ DANS LES MÉMOIRES DES SAVANTS ÉTRANGERS.

PARIS

TYPOGRAPHIE DE E. ET V. PENAUD FRÈRES,

10, RUE DU FAUBOURG-MONTMARTRE.

1851

DE LA

CONTAGION DE LA GALE

ET DE

SON TRAITEMENT.

J'ai l'honneur de soumettre à l'appréciation de l'Académie le résumé de nouvelles recherches microscopiques faites à l'hôpital Saint-Louis, dans le but de rendre aussi complet que possible mon *Traité sur la gale de l'homme*, traité présenté au concours des prix Montyon en 1846, récompensé en 1849, et qui doit être inséré dans les *Mémoires des savants étrangers*.

Qu'on ne soit pas surpris si je viens de nouveau traiter d'une maladie qui passait pour être connue, et sur laquelle je semblais moi-même avoir dit le dernier mot: la connaissance de la gale de l'homme implique, en raison de la contagion, l'étude de cette affection chez les divers animaux avec lesquels nous avons des rapports journaliers. D'ailleurs, la science médicale humaine, pour atteindre autant que possible à la perfection des sciences exactes, pour être l'expression des lois de la santé et de la maladie, doit être déduite de l'ensemble des faits qui, dans l'échelle animale, sont liés entre eux sous le double rapport de la physiologie et de la pathologie, et l'étroite dépendance dans laquelle nous vivons avec les animaux, rend souvent indispensable cette connaissance des maladies qui abrègent leurs jours et les nôtres. C'est ainsi qu'il serait du plus grand intérêt pour l'homme de savoir quels sont les animaux avec lesquels il a des rapports obligés qui peuvent être atteints de gale, et, l'acarus bien constaté, de démontrer que la contagion est ou non possible.

La contagion de la gale de l'homme à l'homme avait fixé mon attention lors de mes premières recherches, et, après des inoculations diverses faites sur moi, j'étais arrivé à conclure :

1° Que la sérosité des vésicules et le pus contenu dans les pustules ne contenaient pas le principe actif de la contagion ;

2° Que dix acarus vivants, réduits en magma et inoculés au bras, déterminent l'éruption d'une pustule au siége de l'inoculation, et des papules dans le voisinage ;

3° Que l'acarus déposé vivant sur la peau peut seul causer les accidents qui forment les caractères pathognomoniques de la gale.

Deux années d'un contact journalier avec les galeux n'avaient pu nous donner leur maladie ; je fus obligé de prendre des acarus, de les laisser fouir mon épiderme, afin d'apprécier exactement tous les phénomènes qui accompagnent la contagion de la gale et son développement.

Ce n'est point un travail sur la contagion de la gale dans toute l'échelle animale que nous présentons aujourd'hui ; nos observations ne s'étendent qu'à certaines espèces animales, et, bien que réduites à ces proportions, elles ne seront pas sans importance pour la science médicale.

Pour procéder avec méthode, il importait de compulser les auteurs, d'analyser leurs travaux, de soumettre quelques faits douteux à une nouvelle expérimentation, et de l'ensemble de ces déductions poser des principes d'une facile application. C'est ce que nous avons fait.

Ce mémoire est divisé en deux parties : la première a pour sujet la contagion, la seconde le traitement de la gale. La première partie contient elle-même deux chapitres, qui traitent, l'un de la contagion de la gale des animaux à l'homme, l'autre de la contagion de la gale de l'homme aux animaux.

PREMIÈRE PARTIE.

CHAPITRE PREMIER.

De la contagion de la gale des animaux à l'homme.

La contagion de la gale des animaux à l'homme est aujourd'hui acceptée par tout le monde, et par le peuple qui juge d'instinct, et par les médecins qui basent leur opinion sur l'observation. Rien n'est plus ordinaire que de voir des galeux se présenter à l'hôpital Saint-Louis comme ayant gagné leur maladie d'un cheval confié à leurs soins, d'un chat ou d'un chien avec lesquels ils ont des rapports journaliers, et jusqu'à ce jour l'homme de l'art, loin de révoquer en doute l'assertion du malade, l'a confirmée. C'est qu'en effet, la contagion de la gale des animaux à l'homme semblait être établie par un grand nombre d'observations.

Nous allons analyser succinctement ces faits de contagion ; mais posons auparavant le critérium de notre jugement ; car, si les données du problème sont clairement établies, la solution sera logiquement déduite.

Nous diviserons les faits à discuter en deux catégories. Dans la première se trouveront ceux qui se rapportent à des animaux galeux sur lesquels l'acarus n'a jamais été positivement observé, dans la seconde les faits de contagion due à des animaux réellement porteurs d'acarus et atteints de gale. A l'aide de cette méthode nous réduirons à néant les observations dans lesquelles l'insecte de la maladie à communiquer fait question, et nous apprécierons à leur juste valeur les cas où la contagion était à la rigueur possible, puisque les éléments de la contagion existaient. Ainsi, de ce que Bosc (1),

(1) Cité par Hering dans son mémoire.

Gohier (1), Hertwig (2), Bonnes (3), Hering (4) ont rencontré des insectes sur des chiens prétendus galeux, il ne s'ensuit pas que ces insectes fussent des sarcoptes. Dans une maladie où le fait peut être scientifiquement démontré, il ne suffit pas de dire, comme Bosc : « J'ai observé des insectes sur un « chien galeux ; » comme Gohier : « J'ai examiné à la loupe « l'acarus du chien en avril 1813 ; il ne m'a pas semblé pré- « senter de différence remarquable avec l'acarus du cheval ; » comme Hertwig : « L'acarus du chien a sur les côtés du « corps des poils plus épais que celui du cheval ; » comme Bonnes, « que le sarcopte du chien présente des différences « assez tranchées avec celui du cheval ; » enfin, comme Hering, « qu'il a trouvé l'acare du chien sur un ulcère de la « conque de l'oreille, acare qu'il observa plus tard sur le » pied d'un cheval affecté d'ulcère. » Quant à nous, nous ne pouvons voir dans ces assertions la preuve irréfutable de la présence d'un insecte particulier à la gale du chien, et, bien qu'en principe tout porte à croire que le sarcopte du chien existe, nous ne saurions devancer l'observation, et d'une supposition conclure à la réalité. Nous avons aussi, comme on le verra plus loin, trouvé un insecte microscopique sur des chiens atteints de maladie de peau, et nous n'en avons pas déduit pour cela que cet insecte était l'acarus de la gale. Mais de ce que nous mettons en doute l'existence du sarcopte qui aurait causé la gale de ces chiens, et *à fortiori* la possibilité de la contagion de cette maladie à l'homme, on

(1) *Mémoires et observations de chirurgie et de médecine vétérinaires.*

(2) Cité par Hering.

(3) *Compte-rendu de l'Académie des sciences*, 1838, 1er semestre.

(4) *Die Krætzmilben des Thiere und einige verwandte Arten. Nach eigenen Untersuchungen beschrieben.* — In *Nova acta phisico-medica*, t. XVIII, 2e partie.

aurait tort d'en conclure que nous considérons comme de nulle valeur les cas de maladies de peau survenus chez l'homme par le fait du contact d'un chien atteint lui-même d'une affection cutanée. Si nous nions la contagion en tant que gale transmise par un insecte, nous ne pouvons nier l'influence du contact d'un animal atteint de maladie de peau comme cause de maladies cutanées chez l'homme ; en un mot, il y a là deux ordres de faits, les uns qui demandaient à être scientifiquement démontrés, nous les rejetons ; les autres qui n'exigeaient qu'un rapport constant de cause à effet pour être tenus en considération, nous les acceptons. Parmi ces derniers, nous mentionnerons l'élève vétérinaire dont parle Grognier (1), qui eut les mains et les bras couverts de gale après avoir frictionné un chien galeux ; l'enfant qui eut la gale après avoir caressé un chien galeux, cité par Biett, et les prétendus cas de contagion rapportés par Viborg (2) et Mouronval (3).

Nous contestons l'existence de la gale du renard, du makis, du bœuf, du lapin, de la souris, du porc, de l'âne et du lion, bien que Walz (4), Gervais (5), Dorfeuille père (6), Gohier (7), Koch (8), Hering (9), Bateman (10), Grève (11),

(1) *Compte-rendu des travaux de l'Ecole vétérinaire de Lyon pour* 1817.

(2) *Veterinar sels kapdeel*, 11 vol., 194.

(3) Mouronval, — *Recherches et observations sur la gale;* in-8°, Paris, 1822, p. 10.

(4) *Recherches et observations sur la gale ;* in-8°, Paris, 1822.

(5) *Annales des sciences naturelles*, 2e série, t. XV.

(6) Cité par Gohier, *Mémoires et observations*, t. 1er, Introduction.

(7) *Mémoires et observations de médecine vétérinaire.*

(8) *Faune allemande.*

(9) Mémoire cité.

(10) Delin, — *Of cutis disease.*

(11) *Expériences et observations sur les maladies des animaux domestiques.*

Alibert (1) rapportent, les uns qu'ils ont vu des insectes sur ces animaux atteints de gale, les autres que cette maladie s'est propagée de l'animal à l'homme, attendu qu'aucun de ces auteurs n'a donné les caractères propres aux sarcoptes qu'ils auraient touvés. Nous réservons seulement ce fait incontestable, que la maladie de ces animaux a déterminé une affection cutanée chez l'homme.

Dans la seconde catégorie se rangent les faits qui ont rapport à des animaux atteints de gale, et sur lesquels on paraît avoir réellement trouvé des acarus; ainsi, le cheval, le chameau, le chamois, le mouton, le chat et le phascolome auraient présenté une maladie de peau causée par la présence d'insectes particuliers, observés au microscope, et dont on a donné une description plus ou moins parfaite. Non pas qu'on ait précisé les caractères de chacune de ces variétés d'acarus; car, si on voulait distinguer le sarcopte du mouton de celui du chat d'après la description qu'en donne Hering, par exemple, la chose serait fort difficile : quelques poils de plus ou de moins, le volume de l'insecte, la longueur de ses pattes, tels sont les signes distinctifs auxquels les auteurs prétendent reconnaître les divers acarus. Nous n'hésitons pas à dire, malgré les travaux de Gervais, Hering, Dujardin, etc., que l'entomologie des acarus est à faire; des à peu près, une description vague, sont insuffisants, on en conviendra, quand il s'agit d'insectes qui exigent une observation attentive au foyer du microscope pour ne pas être confondus entre eux. Quoi qu'il en soit, l'acarus du cheval a été décrit ou représenté par Lonting, Saint-Didier, Bosc, Raspail, Hertwig, Gervais, Dujardin et M. le docteur Got, dont la thèse inaugurale est une excellente monographie sur

(1) Tome III.

la gale des animaux en général. La gale du cheval est très-commune, et son sarcopte est si volumineux qu'il suffit de la moindre attention pour le découvrir au milieu des détritus épidermiques que produit la maladie. L'acarus du chameau a été décrit superficiellement par Gervais ; celui du chamois par Hering ; celui du mouton par Walz, Linné, Morgagni, Hering et Hertwig ; celui du chat par Gohier, Boze, Hering et M. Rayer, qui a bien voulu nous en montrer des dessins plus complets que ceux publiés jusqu'à ce jour. L'existence du sarcopte de ces animaux étant admise, analysons les faits de contagion qu'on leur attribue.

Jusqu'à ce jour, la contagion de la gale du cheval à l'homme serait prouvée par une douzaine d'observations bien authentiques, et, sur ce nombre, la moitié doit être considérée comme de nulle valeur. Que penser, en effet, d'une gale transmise à un palefrenier de Montreuil-sur-Mer par un cheval acheté à un officier prussien, gale qui se montra *exclusivement au menton* et qui résista pendant un an aux moyens les plus énergiques, et de cette autre observation du vétérinaire Syron, qui chercha vainement, dans l'été de 1808, l'acarus sur un cheval galeux, et n'eut pas moins, cinq jours après, des *pustules de gale* sur les mains. Les six observations de quelque valeur sont : 1° Celle mentionnée par Hertwig. Il s'agit d'un palefrenier qui pansait un cheval galeux et qui fut attaqué au bout de deux jours d'une violente démangeaison à la poitrine, à la face, au cuir chevelu, au tronc et aux extrémités inférieures. 2° Celle d'un valet d'écurie, rapportée par Osiander, lequel avait l'habitude de mettre son bonnet de fourrure sur le dos d'un cheval atteint de gale pendant qu'il l'étrillait, et qui gagna une teigne difficile à guérir. 3° Celle d'un paysan, cité par Grève, qui avait monté pendant deux heures un cheval très-galeux, par une chaleur étouffante, et qui vit la face interne des cuisses se couvrir de pustules de gale, avec démangeaison cruelle, mais qui disparurent au bout de trois semaines, *sans traitement*. 4° Celle du vétérinaire de Nancy, Mayeur, qni vit une gale de chevaux se propager rapidement aux hommes qui les soignaient, et infecter tous les habitants d'un village, sans distinction d'âge ni de sexe. Il communiqua ce fait *extraordinaire* à l'Académie de Dijon, dont il était membre. 5° L'observation non moins remarquable publiée par Sich, qui a trouvé deux cents cavaliers infectés de la gale de leurs chevaux. Une tuméfaction inflammatoire s'empara de leur visage, ainsi que des bras et des cuisses. Ces parties se couvrirent d'une croûte épaisse, noire, et chez la plupart la face se gonfla au point que les paupières avaient peine à s'ouvrir. 6° Enfin, l'observation faite par le professeur Viborg, de Copenhague, de chevaux qui infectaient souvent les hommes qui les soignaient.

Tels sont les faits les plus probants de transmissibilité de la gale du cheval à l'homme. Enumérer de semblables observations, c'est les juger et les condamner, car dans aucune d'elles on n'a constaté préalablement si la maladie du cheval était bien la gale, et chez aucun des individus contaminés on n'a trouvé l'insecte qui, seul, pouvait établir le diagnostic de la maladie.

La transmission de la gale du chameau à l'homme serait démontrée par Louis Franck (1), Strauss-Durkheim (2), M. Hamont (3) qui s'accordent à dire que les chameaux galeux infectent fréquemment leurs gardiens, et par la fameuse

(1) *Collection d'opuscules de médecine pratique, avec un mémoire sur le commerce des nègres au Caire.*

(2) Cité par Hering.

(3) *L'Egypte sous Méhémet-Ali*, t. Ier, p. 514 et 584.

contagion dont dix employés du Jardin-des-Plantes furent atteints en 1827. « J'ai suivi, dit Biett, avec un grand inté-« rêt, au mois de janvier 1827, plusieurs employés du Mu-« séum d'histoire naturelle qui avaient contracté la gale en « soignant des chameaux gravement affectés à leur arrivée « d'Afrique; dix de ces employés furent admis à l'hôpital « Saint-Louis sur la demande de MM. Cuvier, Geoffroy-« Saint-Hilaire et Desfontaines. L'éruption avait pris une si « grande intensité chez plusieurs d'entre eux, qu'il survint « des symptômes d'inflammation gastro-intestinale, et chez « deux de ces hommes, vigoureusement constitués, une in-« filtration générale, etc. » Le nombre des individus contaminés, la gravité des symptômes, nous feraient douter de la nature de la maladie, si l'observation n'était invalidée par son irrégularité même; personne ne chercha les acarus sur les chameaux malades, et ne constata leur présence sur les employés. C'est, d'ailleurs, en 1841 seulement que M. Gervais a donné sa description imparfaite de l'acarus du chameau. Un de ces animaux est arrivé au Muséum, il y a quelques mois, également atteint d'une maladie de peau; je l'ai examiné à Alfort et n'ai trouvé sur lui aucun acarus.

Les auteurs ne citent pas d'exemple de la transmission à l'homme de la gale du chamois et du mouton. M. Duméril a trouvé des insectes sur un phascolome mort au Jardin-des-Plantes, et dont la peau galeuse communiqua une maladie cutanée aux aides naturalistes chargés de la préparer. Nous doutons que cette affection transmise ait été la gale; on n'a point trouvé le sarcopte du phascalome sur les personnes affectées, et rien n'est plus commun que de voir la peau malade d'un animal non atteint de gale causer de l'impétigo ou du prurigo. Quant à la contagion de la gale du chat, M. Got, à qui nous empruntons l'énumération de ces faits, n'en a trouvé que deux observations : l'une de Hertwig (1). Il s'agit d'une servante qui avait pris dans son lit un chat que la gale avait rendu presque entièrement chauve. Elle ressentit dès la première nuit sous les pieds, où le chat s'était couché, une cuisson, une démangeaison, qui s'étendit au bout de quelques jours sur tout le corps, et qui augmentait beaucoup par la chaleur du lit. La démangeaison était surtout violente à la tête, aux bras, aux mains, autour des genoux, où se trouvaient beaucoup de petits boutons semblables aux *pustules de la gale.* L'autre observation est du docteur A. Berthold (2). Il rapporte qu'une petite fille était confiée à ses soins à cause d'une éruption qui couvrait tout le côté droit du cou et de la nuque, le côté interne de l'avant-bras, la poitrine et le dos, et qui avait la plus grande ressemblance avec la gale sèche. Des nodosités aiguës et des vésicules de la grosseur d'un grain de millet existaient sur un fond brun rougeâtre à demi-enflammé. Après une recherche minutieuse, il constata que, huit jours avant la maladie, un jeune chat atteint de gale avait été trouvé couché un matin sur les bras et le cou de l'enfant endormi.

Tels sont les faits de contagion dont les observateurs font mention. Comme on le voit, aucun d'eux ne s'est mis en peine de découvrir l'insecte sur l'animal galeux et sur l'individu atteint de gale par transmission ; de telle sorte que, malgré toute notre bonne volonté, nous en revenons toujours à constater, non la contagion de la gale comme une maladie causée par un sarcopte particulier à l'animal galeux, mais purement et simplement le développement d'une maladie de

---

(1) *Magasin de médecine vétérinaire*, 2e cahier.

(2) Cooper, — *Journal hebdom. de médecine vétérinaire*, 1834, n° 20.

peau, sous l'influence du contact d'un animal atteint lui-même d'une affection cutanée.

Maintenant que nous avons donné une idée nette des travaux de nos devanciers, nous allons exposer les faits que nous avons nous-même observés.

Tous les malades qui s'étaient présentés comme atteints de la gale du cheval, pendant notre séjour à l'hôpital Saint-Louis, avaient été examinés avec un soin tout particulier au microscope mobile, et toujours nous les avions vus porteurs de l'acarus de l'homme, ou simplement atteints de prurigo. Mais à tous ces faits, les uns empruntés aux auteurs que nous avons cités, les autres tirés de notre propre observation, il fallait, comme complément, une expérimentation directe. Cette expérimentation, nous l'avons faite à propos de la contagion de la gale du cheval et du chien.

M. Delafond, professeur à Alfort, m'a remis une cinquantaine d'acarus pris sur un cheval galeux, qui ont pu vivre dix jours au milieu des détritus, de croûtes et de pellicules épidermiques. Le 3 juin, un de ces acarus a été mis sur le dos de la main du nommé François, couché au n° 72 de la salle Henri IV, service de M. Bazin. J'ai suivi tous ses mouvements pendant une demi-heure à l'aide du microscope mobile, dans l'espoir de le voir se creuser un sillon et s'y cacher, comme ne manque jamais de le faire l'acarus de l'homme. Ce fut en vain. Je détachai alors l'épiderme et déposai avec soin l'insecte sous les pellicules épidermiques encore adhérentes ; en un mot, je lui traçai le commencement d'un sillon. L'acarus s'y blottit avec empressement, se gorgea à vue d'œil de sucs nourriciers, et, sa faim satisfaite, se mit de nouveau à courir en tous sens, sans jamais essayer d'entamer l'épiderme. Au bout d'une heure, il fut placé sur l'avant-bras gauche du même sujet en compagnie de deux autres acarus, et sous un verre de montre que je fixai à l'aide de tours de bande fort peu serrés, *et pour cause*. Quelques heures après, l'appareil se déplaça, comme je m'y attendais, et les trois acarus purent se répandre sur le corps et opérer une transmission aussi directe que possible. Disons tout de suite que des picotements, des douleurs semblables à celles que déterminent des piqûres d'épingle, ressentis à des intervalles irréguliers et sur différentes régions du corps pendant quarante-huit heures, furent les seules impressions que François éprouva. Il ne se développa sur lui aucune éruption de nature à faire soupçonner qu'il eût la gale. Huit jours après, trois nouveaux acarus furent emprisonnés sur son avant-bras, et comme il se soumettait à ces expériences avec crainte et méfiance, je plaçai également trois acarus sur mon avant-bras gauche, et M. Piogey, interne de M. Bazin, fixa sur eux un verre de montre. Ces six acarus, soumis depuis huit jours au maigre régime de détritus épidermiques au milieu desquels ils avaient été apportés, étaient affamés, aplatis, plissés, et doués d'une agilité extrême. Je sentis bientôt sous le verre de montre une démangeaison qui se changea en une piqûre intolérable. Une épingle enfoncée lentement dans la peau donne une idée de cette douleur. Une heure après, puis pendant tout le jour et la nuit, à des intervalles irréguliers, les mêmes picotements se renouvelèrent. Quand par hasard les trois acarus ponctionnaient la peau en même temps, la violence de la douleur m'entraînait instinctivement à frapper sur le verre de montre, dans le but de tirailler la peau et d'interrompre la succion des insectes. Vingt-quatre heures après, les appareils furent levés. Les acarus avaient triplé de volume. Un de ceux placés sur François était mort; les cinq autres pouvaient à peine se remuer, tant ils étaient gorgés de lymphe. La peau portait les traces de nombreuses piqûres semblables à celles que produisent les insectes du genre *culex*, cousins ; elle fut le siége de démangeaisons pendant quelques jours, jusqu'à la guérison de l'éruption papuleuse qui se développa sur chaque piqûre. Mais là se bornèrent tous les accidents ; rien d'ailleurs n'indiquait que les insectes eussent essayé de soulever l'épiderme, d'y former des sillons. François resta à l'hôpital jusqu'au 10 juillet et ne fit aucun traitement, ne prit aucun bain, ne vit se développer sur lui aucune éruption.

De ces faits nous avons tiré cette conclusion : que la gale du cheval ne se transmet pas à l'homme.

En effet, on nous objecterait en vain que les six acarus emprisonnés étaient placés dans des conditions exceptionnelles, et qu'ils ne pouvaient opérer la contagion, attendu que leur présence pendant vingt-quatre heures sous le verre de montre avait pour but de prouver que l'acarus du cheval n'obéit pas, comme celui de l'homme, au pressant besoin de se cacher sous l'épiderme ; en un mot, qu'il ne creuse pas de sillons. Mais on n'a pas oublié que le premier appareil a donné une entière liberté aux trois acarus retenus sous le verre de montre, sans que pour cela leur transmission ait produit la gale : de telle sorte que ce premier fait, l'acarus du cheval ne trace pas de sillon sous l'épiderme, corrobore ce second fait capital, l'acarus du cheval n'a pas pu produire une gale semblable à celles qu'on prétend avoir observées, et dans lesquelles le sillon, comme de raison, était le caractère pathognomonique de la maladie.

Arrêtons-nous un instant sur ce sujet.

Depuis que le sillon constitue à lui seul le signe certain de la gale, les bons observateurs ne manquent jamais, dans les cas de contagion de la gale du cheval à l'homme, de s'appuyer sur la présence de ce sillon pour porter leur diagnostic. Si le sillon manque, le malade est considéré comme atteint de prurigo, d'eczêma, etc., suivant l'éruption prédominante, et le traitement est tout autre. En un mot, la contagion de la gale du cheval à l'homme demandait, pour être prouvée, ce qui dans aucun cas ne pouvait exister, puisque l'acarus du cheval ne fait pas de sillons.

Nous soutenons que l'acarus du cheval ne peut faire des sillons sous notre épiderme, non seulement parce que l'observation l'a prouvé, mais parce que la nature lui a refusé les organes nécessaires à cette fonction. Les palpes de l'acarus de l'homme et ses mandibules sont merveilleusement organisés pour inciser l'épiderme, le détacher et le soulever; les appendices cornés qu'il porte sur la face dorsale de son corps sont exclusivement destinés à sa progression dans le sillon. Les palpes et les mandibules de l'acarus du cheval, au contraire, sont exclusivement formés pour la ponction et la succion ; il ne porte aucun des organes qui rendent la marche possible sous l'épiderme. Cet acarus, je l'ai constaté, et c'est l'opinion de MM. Delafond, Bouley fils et des vétérinaires, vit abrité sous les poils, au milieu des pellicules épidermiques et des éruptions qu'il fait naître, sans jamais se creuser des sillons.

Sur tout ce qui précède nous basons les propositions suivantes :

1° Qu'aucune observation probante, irréfutable, de gale transmise à l'homme par l'acarus du cheval n'a été publiée jusqu'à ce jour ;

2° Que les malades reçus à l'hôpital Saint-Louis, pendant notre séjour, comme atteints de gale transmise par un cheval, et soumis à l'examen du microscope, ont toujours présenté les sillons de la gale de l'homme ;

3° Que les acarus du cheval, mis dans les mêmes conditions que l'acarus de l'homme, n'ont ni fait de sillons pour s'y cacher, ni fait naître les accidents connus de la gale; qu'en un mot, la contagion de la gale du cheval à l'homme n'est pas possible. Mais de ce que le cheval ne nous transmet pas la maladie que nous connaissons sous le nom de gale, il ne s'ensuit pas que ses maladies de peau, et sa gale en particulier, ne puissent faire naître sur nous certaines éruptions. Nous discuterons plus loin cette question de pathologie au point de vue de l'étiologie des maladies de peau, en l'appuyant sur les nouveaux faits que l'étude de la gale du chien va nous fournir; et nous espérons donner satisfaction à toutes les opinions, sans sortir pour cela des limites de la saine observation.

Contagion de la gale du chien.

S'il est un autre animal domestique qui passe pour transmettre facilement sa gale à l'homme, c'est incontestablement le chien. Nous avons eu fréquemment l'occasion d'observer des malades qui se croyaient atteints de gale canine, et jamais nous n'avons trouvé sur eux que la psore et le sarcopte particulier à l'homme. Un exemple récent de cette prétendue contagion mérite d'être rapporté.

Le 1er juin, quatre individus sont reçus à l'hôpital : ce sont les nommés Beauvais (Prosper), ouvrier en cadenas, âgé de seize ans, couché au n° 3 de la salle Henri IV; Guyard (Jean-Charles), bijoutier, 25 ans, au n° 4; Lombard (Ustase), menuisier, 29 ans, au n° 5; Fouquet (Louis), ouvrier en cadenas, au n° 9. Ces malades habitent la même maison, sont amis, jouent tous les jours avec une chienne qui est atteinte d'une maladie de peau qu'on croit être la gale; ils se plaignent de démangeaisons, portent depuis un mois une éruption prurigineuse qui s'est étendue sur tout le corps et qu'ils considèrent comme une gale canine. Nous soumettons ces prétendus galeux à l'examen minutieux du microscope mobile, et nous ne trouvons aucune trace de sillons ni d'insectes. Un prurigo général, telle est toute leur maladie. La chienne elle-même est amenée à l'hôpital, nous l'examinons avec le même soin que les malades, et nous ne trouvons sur elle aucun insecte autre que des puces. La contagion produite par le transport des acarus de cette chienne n'était plus discutable, mais le rapport entre la maladie de l'animal et celle de ses maîtres était trop direct pour que notre observation fût satisfaite. Je poussai plus loin mon investigation. Un médecin vétérinaire de la rue Fontaine au-Roi, qui traite spécialement les chiens malades, fut appelé. Il examina la chienne en question, qui n'avait subi aucun traitement, et déclara qu'elle avait la gale. Ce diagnostic me surprit; mais une courte discussion me démontra bientôt que le mot *gale* est aujourd'hui pour la plupart des vétérinaires ce que le mot *dartre* était pour les dermatologues il y a cinquante ans, et que le diagnostic de l'homme de l'art n'infirmait en rien celui que j'avais porté. Il avait dans son chenil plusieurs autres chiens *egalement atteints de gale;* le plus galeux me fut amené, et je ne trouvai sur lui ni acarus, ni sillons. Surpris de voir traités comme atteints de gale des animaux qui ne présentaient aucun des signes propres à cette maladie, je me rendis à Alfort, où M. Delafond eut l'obligeance de mettre à ma disposition tous les chiens malades, au nombre d'une trentaine environ. Ceux de ces animaux qui pouvaient passer pour plus spécialement affectés de gale furent observés, et nous ne trouvâmes sur eux aucun insecte. MM. Delafond et Bouley fils m'assurèrent qu'ils n'avaient jamais rencontré l'acarus du chien, qu'ils doutaient de sa gale en tant que maladie due à un insecte, et cela malgré les observations de contagion de la gale du chien à l'homme rapportées par les auteurs dans les différents traités d'iatrique animale et dont nous avons fait mention plus haut; de telle sorte qu'on a admis jusqu'à ce jour la contagion de la gale du chien, bien que rien n'ait démontré l'existence de cette maladie. Le chien a probablement, comme le cheval et l'homme, son insecte morbipare, mais, enfin, jusqu'à présent il est inconnu. Un examen attentif nous a fait découvrir que les quatre malades et leur chienne avaient une maladie de peau autre que la gale; il est permis de croire que Bosc, Gohier, Hertwig, Viborg, Grognier et Mouronval, si nous nous rappelons leurs observations de gale du chien transmise à l'homme, citées plus haut, n'auraient pas hésité à considérer ces quatre individus comme galeux. On n'a pas oublié qu'il leur a suffi de trouver un insecte microscopique sur la peau de chiens malades pour en conclure que c'était bien le sarcopte de la gale. Un exemple prouvera si c'est à bon droit que nous considérons ces faits comme non avenus.

Une des sœurs de l'hôpital Saint-Louis, sachant que je faisais des expériences sur des chiens, me pria d'examiner deux de ces animaux qui vivaient à la cuisine, et qui avaient des dartres; leur maladie datait de six semaines; on ne savait à quoi l'attribuer. Je découvris au milieu des croûtes, surtout vers les régions articulaires, de petits insectes rouges, d'un demi-millimètre de long sur un quart de millimètre de large, ayant six pattes principales insérées sur le tiers antérieur du tronc, correspondant au thorax, trois de chaque côté, et deux autres pattes rudimentaires placées à droite et à gauche de la tête, en tout huit, composées de six articles et terminées par deux onglets en forme de crochet; la tête armée de deux palpes onguiculées triangulaires. Ces insectes vivaient en groupes et fortement attachés à la superficie de la peau. Aucun d'eux n'était caché sous l'épiderme; il n'y avait pas trace de sillon. Je me demandai si cet insecte n'était pas le sarcopte de la gale du chien ; je cherchai dans les traités d'entomologie à quel genre d'insecte j'avais affaire, et je crus le reconnaître parmi les ixodes, et plus particulièrement pour l'ixode Dugès de M. Gervais. Les deux chiens furent d'ailleurs envoyés à Alfort. J'aurais pu, à l'exemple de mes devanciers, attribuer la maladie de peau à la présence de l'insecte, disserter longuement à ce sujet, croire à une gale, etc. ; je me contentai d'enregistrer le fait ; bien m'en prit.

Quinze jours après, je vis chez un concierge du faubourg Saint-Honoré un chat affecté de maladies de peau, et que l'on considérait comme galeux. Je trouvai sur lui le même insecte que celui observé sur les deux chiens de l'hôpital. Je n'ai pu découvrir d'où venaient ces petits animaux, et je m'abstiendrai de faire à ce sujet des hypothèses.

Cette dissertation sur la contagion de la gale du chien nous permet de conclure que cette maladie n'a jusqu'à ce jour jamais été démontrée, ni dans sa cause quant à l'acarus, ni dans ses symptômes quant à ses signes pathognomoniques.

L'étude que nous avons faite de la contagion de la gale du cheval et de la contagion des maladies de peau du chien nous conduit à ce résultat nouveau, incontestable et important, c'est-à-dire, *que les maladies de peau des animaux, causées ou non par des acarus, déterminent fréquemment chez l'homme, par suite du contact immédiat, non pas la gale proprement dite, mais des affections cutanées.*

Il nous reste à rechercher quelle en peut être la cause plus ou moins directe. Ainsi, les acares du cheval ou de tout autre animal, transportés en quantité notable sur le corps de l'homme, pourraient-ils donner lieu à des éruptions prurigineuse, eczémateuse ou pustuleuse? Nous n'hésitons pas à répondre par l'affirmative, attendu que ces insectes agiraient en ce cas comme cause générale d'irritation, forceraient le patient à se gratter, et causeraient indirectement une maladie de peau, mais cette maladie ne serait point la gale. Nous pensons que vingt ou trente acarus produiraient ces accidents, sans pour cela concéder que la transmission d'un ou de deux insectes par un animal galeux, comme cela arrive quelquefois dans les conditions les plus favorables de la contagion, puisse jamais amener une éruption générale quelconque; en un mot, le contact prolongé ou l'absorption des principes morbides par l'homme sain à l'animal malade causerait journellement des maladies de peau, et non plus l'insecte de tel ou tel animal qui serait porteur d'un virus psorique.

Nous soutenons que la maladie ainsi transmise à un homme contaminé n'est point la gale. En effet, la psore chez l'homme est une affection *sui generis,* qui a ses caractères constants et qui n'appartiennent qu'à elle; elle a son incubation, ses prodromes, une marche régulière, *son sillon,* son traitement insecticide; et toute maladie qui déroge à ces conditions, qui, surtout, ne présente pas le sillon, n'est plus la gale; car, si nous donnions le nom de gale à une maladie de peau par cela seul qu'elle est due à la maladie d'un autre animal, qu'il ait ou non la psore, nous tomberions dans l'arbitraire, dans la confusion, nous ne ferions plus de la science.

Ces idées, nous le prévoyons, ne seront pas acceptées sans conteste; on se décidera avec peine à réduire à de si minimes proportions la question de la contagion des maladies de peau. Un insecte rendait si bien compte de tous les phénomènes, qu'on se résoudra difficilement à l'exclure de l'étiologie. Dans un temps (et l'on doit s'en féliciter, car toute science exacte procède du fait à la systématisation) où l'organo-pathologie fait loi, où la cause de tout désordre matériel doit être palpable, pondérable, on comprendra difficilement comment la main appliquée sur la peau malade d'un animal absorberait un principe morbide, éprouverait une véritable contagion, non par le transport d'un insecte, mais par le contact immédiat des parties ulcérées, suppurantes. Quant à nous, les fonctions si importantes d'exhalation et d'inhalation de la peau, les faits si nombreux de contagion de maladies de peau autres que la gale chez les enfants et chez les adultes, enfin, toutes les observations de contagion de maladies de peau des animaux à l'homme que nous avons citées, nous expliquent jusqu'à un certain point cette transmission directe des maladies de peau des animaux à l'homme; de telle sorte que, loin de rejeter la contagion, nous l'acceptons; seulement, pour nous l'insecte n'est plus l'instrument indispensable de cette contagion, et la maladie transmise n'est plus la gale.

Les maladies de peau ainsi communiquées par les animaux à l'homme sont, suivant les prédispositions du sujet, du prurigo, de l'eczéma, de l'impétigo, etc., maladies simples, sans cause spécifique. Et, de même qu'on déduisait le traitement de la cause présumée de la maladie, de son caractère psorique, de même nous le baserons sur les symptômes bien connus de l'affection prédominante, sur les règles de la thérapeutique des maladies de peau en général. Cette méthode a été appliquée aux quatre malades affectés par la chienne, et le traitement simple les a guéris en quelques jours, sans récidive.

CHAPITRE II.

De la contagion de la gale de l'homme aux animaux.

La non transmission de la gale des animaux à l'homme, permettait de supposer que chaque animal a son acarus particulier et une gale qui lui est propre : l'étude de la contagion de la gale de l'homme aux animaux a confirmé cette opinion.

A. Contagion de la gale de l'homme au chien. — Le 9 mai, dix acarus bien vivants, pris sur un galeux, sont transportés sur un chien d'une taille moyenne, âgé de deux à trois ans, cinq sont placés sur le dos, cinq sur le ventre.

Le 16 mai, le microscope ne laisse apercevoir aucune trace de la présence des insectes : j'en ajoute dix autres sur le ventre.

Le 30, l'épiderme de la peau du ventre est labouré en tous sens, les insectes ont commencé des sillons, mais ne donnent suite à aucun. Ces fouilles ont produit des furfures, une sorte de pithyriasis léger. Il n'y a pas la moindre éruption. Je rase le ventre : la peau devient blanche et lisse ; je dépose cinq nouveaux acarus et observe pendant une demi-heure. Deux d'entre eux se mettent immédiatement à l'œuvre, fouillent l'épiderme et se cachent dessous. J'entoure l'endroit qu'ils occupent d'un cercle, fait avec de l'azotate d'argent. Le lendemain, je les trouve à la même place ; le surlendemain, ils ont quitté le sillon commencé, et en ont entrepris un autre près du premier.

Le 4 juin, ils ont franchi le cercle, l'épiderme est déchiré, et sous les pellicules on voit les acarus encore vivants ; on ne découvre nulle part de sillons réguliers, et ayant quelques millimètres de longueur.

Le 10 juin, même observation. Je rase de nouveau le ventre, et ajoute dix autres acarus.

Le 12 juin, je trouve les acarus vivants, et toujours des sillons commencés, puis abandonnés.

Le 20, même état. Les acarus paraissent s'être disséminés sur tout le corps ; je n'en rencontre plus, les poils repoussent.

Le chien est gardé à l'hôpital jusqu'à la fin de juillet, dans un parfait état de santé.

Enfin, au 15 septembre, rien n'est survenu qui peut faire soupçonner la transmission de la maladie. En résumé, trente-cinq acarus ont été déposés en mai et juin sur ce chien, sans qu'aucun signe de gale se soit montré.

B. Contagion de la gale de l'homme au lapin. — Le 12 mai, huit acarus humains sont déposés sur le dos et le ventre d'un lapin, ils disparaissent presque immédiatement dans sa fourrure.

Le 20 mai, je ne trouve aucune trace des acarus, l'animal ne paraît éprouver aucune démangeaison.

Le 6 juin, même observation. Je rase le ventre du lapin ; le poil enlevé laisse à nu une peau rose, fine et très-douce au toucher ; l'épiderme est d'une délicatesse extrême. A peine six acarus sont-ils placés, qu'ils attaquent immédiatement la peau et forment leur sillon ; au bout de vingt minutes, quatre d'entre eux sont déjà complétement recouverts, on les distingue parfaitement à travers la pellicule épidermique.

Le 8 juin, les insectes sont toujours cachés dans une sorte de sillon, bien qu'ils aient abandonné la place qu'ils occupaient deux jours auparavant. Quelques taches ecchymotiques, produites par la blessure faite au réseau vasculaire superficiel, indiquent le lieu où la succion s'est surtout opérée.

Le 10, les sillons commencés et abandonnés montrent que les acarus sont à la recherche d'un gîte qui leur plaise, et qu'ils trouvent d'ailleurs des sucs propres à leur nutrition. Aucun des insectes, d'ordinaire si féconds, ne dépose d'œufs derrière lui.

Le 15 juin, même observation. Les insectes vivent toujours ; le ventre du lapin est recouvert de pellicules furfuracées, mais le véritable sillon ne se montre nulle part.

Le 1er juillet, les poils, en partie repoussés, ne permettent plus de découvrir les insectes; aucune éruption n'apparaît, aucun symptôme de gale ne se montre. Le lapin continue à se bien porter tout le mois de juillet et le mois d'août, bien qu'au total il ait reçu quatorze acarus.

C. — Un chat a été mis en expérience en même temps et les mêmes jours que le lapin ; quinze acarus se sont perdus sur la peau, sans que j'aie pu les y retrouver. Il est vrai que, moins résigné que le lapin, il ne me permit pas d'employer le rasoir à son usage. Ce chat est resté à l'hôpital Saint-Louis, et n'a rien éprouvé qui ait pu faire soupçonner la présence des insectes.

D.— Quinze acarus ont été mis en trois fois et à dix jours d'intervalle, sous les ailes et les plumes d'un moineau, qui n'a en rien été troublé dans ses fonctions.

E. — Les mêmes essais de contagion ont été tentés sur un apéréa ou cochon d'Inde et sur un rat privé, sans donner plus de résultat affirmatif que sur les animaux précédents.

Nous pouvons déduire de ces diverses observations, que l'insecte de la gale de l'homme peut vivre pendant un temps variable sur les animaux, qu'il se cache momentanément sous leur épiderme, sans pour cela y former des sillons : ce qui tient chez les uns à la structure de leur peau, à la finesse de leur épiderme, qui se détache au fur et à mesure que l'insecte s'avance ; chez les autres, aux qualités des sucs nourriciers, qui, bien que propres à entretenir pendant quelque temps la vie des acarus, surtout chez le lapin, ne leur plaisent pas pourtant au point de le retenir à la même place, comme cela a lieu chez l'homme.

Notre acarus, en effet, n'abandonne pas un sillon commencé, si rien ne l'oblige à déguerpir ; tout porte à croire qu'il y meurt après avoir cheminé d'un millimètre toutes les vingt-quatre heures, et pratiqué, à l'épiderme qui le recouvre, de petites ouvertures par lesquelles les jeunes larves qui écloront de la traînée de ses œufs pourront sortir.

La transmission d'un seul acarus suffit pour opérer chez l'homme la contagion de la gale; les animaux soumis à nos expériences ont tous reçu un plus ou moins grand nombre d'insectes, sans ressentir la moindre atteinte de la maladie.

Concluons donc que la contagion de la gale de l'homme aux animaux, et des animaux à l'homme, est impossible; mais que les maladies de peau des animaux sont souvent pour l'homme une cause d'affection du même organe.

SECONDE PARTIE.

DU TRAITEMENT.

Nos recherches microscopiques de 1846, sur l'organisation de l'acarus, ses habitudes, sa reproduction sur son entomologie en général, nous avaient conduit à une thérapeutique moins empirique que celle mise en usage. La présence de l'insecte sur tout le corps (vingt à trente fois sur cent) nous avait fait poser en principe que les frictions devaient être générales et non limitées aux pieds et aux mains; nous avions fixé les règles d'un traitement d'une facile application. Cependant, les malades se frictionnèrent toujours exclusivement aux extrémités, et la pommade sulfuro-alcaline fut toujours considérée comme la meilleure préparation insecticide, même dans les cas de complications.

L'expérience nous avait démontré que l'alcoolat de staphysaigre employé en manuluves, tuait en deux heures l'acarus et ses œufs qui siégeaient aux mains, et que la pommade à la staphysaigre, lorsque l'acarus occupait les différentes régions du corps, amenait une complète guérison au sixième jour. La moyenne du traitement, qui était alors de douze jours à l'hôpital Saint-Louis, et de dix-neuf jours, à l'hôpital des enfants, se trouvait ainsi réduite de moitié; cette pommade avait de plus l'avantage de calmer les éruptions de diverses formes qui compliquent la psore.

Les choses en étaient restées là, lorsqu'aux mois d'avril, mai et juin dernier, M. Bazin, chef de la division des maladies de peau qui contient le service des galeux, voulut bien nous permettre d'essayer diverses préparations antipsoriques. C'est le résultat de ces nouvelles observations que nous publions aujourd'hui.

Nous dirons quelques mots du choix des médicaments, du mode de frictions qu'on doit préférer; nous exposerons les diverses expériences que nous avons faites, et nous terminerons par quelques considérations générales sur les résultats obtenus.

Le choix du médicament sera subordonné à l'âge du sujet, aux complications, à son prix, puisque nous avons affaire à des malades généralement pauvres, et cela, avec d'autant plus de raison, que les trois règnes, minéral, végétal et animal, fournissent des produits d'une égale efficacité.

Ainsi, le médecin empruntera au règne minéral le soufre et les sels potassiques; au règne végétal, l'huile de cade; au règne animal, les huiles empyreumatiques, l'huile animale de Dippel, attendu que ces différents produits et préparations sont insecticides au suprême degré. Mais c'est en vain qu'on choisirait un bon médicament, la guérison ne sera prompte et certaine qu'à la condition de soumettre le malade à un mode de friction parfaitement régulier. Ainsi, qu'un malade se frictionne seulement aux extrémités inférieures et supérieures, une fois sur quatre, la maladie récidivera. Que tout son corps soit mis en contact avec la pommade, mais seulement une ou deux minutes matin et soir, ce n'est qu'au douzième jour qu'il sera sûrement guéri. Si, au contraire, il se met nu, s'il enduit ses mains du médicament en les frottant avec force, si une nouvelle dose de médicament est ainsi prise de minute en minute, pendant un quart d'heure, de façon à toujours imprégner d'abord les mains, puis tout le corps ; si une même friction, également d'un quart d'heure, est faite douze heures après, en ayant soin de toujours frictionner les mains et le corps à chaque nouvelle dose de médicament prise de minute en minute, il pourra se considérer comme parfaitement guéri, et à l'abri de toute récidive.

Un galeux qui porte sur lui cinquante acarus, en a généralement quarante enfouis sur les mains, et les dix autres, tant aux pieds qu'aux parties génitales et sur toutes les régions où siégent les éruptions. L'épaisseur et la dureté de l'épiderme des mains, chez les ouvriers, indépendamment du nombre plus grand des insectes qui y vivent, sont encore une des raisons qui nous font insister avec tant de soin sur les frictions aux extrémités supérieures.

Voici maintenant les faits qui nous ont conduit à abréger la durée du traitement, au grand avantage des malades et des administrations.

Disons une fois pour toutes, que les malades destinés à juger l'effet d'un médicament, ont été soumis à l'examen du microscope mobile, avant, pendant et après le traitement, c'est-à-dire que nous avons constaté avec soin, 1° qu'ils portaient des acarus bien vivants ; 2° à quel moment précis les insectes étaient frappés de mort ; 3° qu'aucune éclosion nouvelle n'avait lieu. Ajoutons enfin, que nous choisissions toujours les malades le plus gravement affectés.

Dans une première série d'expériences, nous avons essayé isolément les corps qui, combinés entre eux, jouissent de la propriété de guérir la gale ; ainsi le soufre, un corps gras, un sel à base de potasse, à l'état de mélange dans des proportions données, ont une efficacité connue. Mais est ce au soufre seul, au corps gras seul, au sel seul, qu'est due l'action curative? Tel était le problème posé, non pas hypothétiquement, car des praticiens ont avancé que l'huile en frictions tuait les acarus par asphyxie. Le soufre, mêlé à de l'huile, n'aurait pas été moins efficace, et l'affinité du soufre, pour l'hydrogène du corps gras, donnait, en formant un nouveau composé toxique, une facile explication de la guérison. D'ailleurs, à défaut de cette hypothèse, ne pouvait-on pas *conclure logiquement* que le soufre écrasait les sillons et tuait les acarus sur place?

Il n'était donc pas sans intérêt de réduire ces opinions à leur juste valeur (1).

A. — Frictions à l'huile ordinaire. Deux malades se frictionnent avec de l'huile, deux fois par jour, pendant trois jours, suivant le mode indiqué. Les acarus meurent et les œufs sont à peine troublés dans leur développement.

B. — Frictions avec soufre en poudre, 200 grammes, huile, 300 grammes. Quatre malades, deux à la fois seulement, sont soumis aux frictions de ce mélange, le matin et le soir, du jour de leur admission; l'un deux porte des acarus aux parties génitales. Nous trouvons, douze heures après la dernière friction, à l'aide du microscope mobile, les insectes replets et comme engourdis; ce n'est qu'en les examinant au foyer plus amplifié du microscope ordinaire, que nous constatons leur mort réelle. Les œufs ne paraissent pas alté-

(1) Le besoin d'être clair et concis nous a obligé à intervertir, dans l'exposition des faits, l'ordre que nous avons suivi dans l'expérimentation, et quelquefois à confondre dans une même date d'entrée et de sortie des malades soumis à un traitement donné à quelques jours d'intervalle.

rés, les démangeaisons ont complétement disparu. Les quatre malades se plaignent d'une chaleur mordicante qui les force à se gratter; enfin, une éruption prurigineuse sur les membres et le tronc, vésiculeuse sur les mains, attestent que si le soufre, uni à l'huile, a été un véritable poison pour les insectes, ce n'est pas sans avoir fortement irrité la peau qui a subi son contact. Ces quatre malades prennent des bains de son quotidiens, pendant trois jours, et comme leur guérison fait question, ils se frictionnent avec la pommade de l'hôpital, et sortent au douzième jour de leur entrée.

C. — Frictions avec azotate de potasse, 150 grammes; charbon, 60 grammes; huile, 300 grammes. Deux galeux sont soumis à l'action de cette pommade, et présentent, douze heures après la seconde friction, des acarus morts, replets, une vive inflammation se développe sur les régions frictionnées, l'action toxique est manifeste, sans toutefois paraître suffisante pour assurer la guérison. Quelques bains font justice de l'irritation artificiellement produite, et la pommade de l'hôpital met les malades à l'abri de toute récidive.

D. — Frictions avec poudre de chasse, 200 grammes; huile, 300 grammes. La poudre de chasse, broyée et mêlée à un corps gras, a été souvent employée par les soldats galeux en campagne. Il n'était donc pas sans intérêt d'apprécier l'action de ce médicament qu'ils ont toujours à leur portée. Cinq malades, les nommés Collin Alexandre, corroyeur; Besson, emballeur; Coueillé, menuisier; Mernaud armurier; Mille, menuisier, reçus le 15 mai, se frictionnent le jour de leur entrée, et le lendemain matin, avec cette pommade à la poudre. Les frictions provoquent immédiatement une chaleur vive qui va jusqu'à la cuisson, surtout aux parties génitales. Le lendemain tout le corps est le siége de fortes démangeaisons et se couvre de prurigo; chez quelques-uns, de l'eczéma se développe aux avant-bras, et cause de l'insomnie ainsi qu'une légère fièvre. Examinés au microscope, les sillons laissent voir les acarus morts et les œufs arrêtés dans leur évolution. La gale est parfaitement guérie, mais les éruptions qui se sont développées sous l'influence des frictions, cèdent à peine à des bains de son quotidiens ; elles sont tellement tenaces, sans avoir pour cela de gravité, que les cinq malades en sont à peine guéris le jour de leur sortie, après douze jours de traitement.

E. — Frictions avec soufre, 100 grammes ; poudre de chasse, 100 grammes ; huile, 500 grammes ; formule d'une pommade donnée par un empirique. Ce topique ayant réussi au delà de toute espérance, nous exposerons ses effets avec plus de détails.

Le 11 avril, neuf galeux, les nommés Perrin, Michelet, Villy, Lonsard, Lami, Tripier, Trouvey, Pignier et Bauvais, sont soumis à une seule friction ; vingt-quatre heures après, nous trouvons les acarus morts, aplatis, secs, parcheminés ; ils sont réduits à l'état d'un petit morceau de corne rougeâtre. Les œufs maculés par la pommade qui a pénétré les sillons à travers les petites ouvertures que l'insecte fait chaque jour à l'épiderme, avant de quitter la place où il s'est nourri pendant vingt-quatre heures, et où il a pondu, sont ridés à leur surface, troublés à leur intérieur, surtout chez Perrin et Trouvey ; chez les autres malades, quelques œufs retirés de la paume des mains où l'épiderme a plus de dureté et d'épaisseur, sont lisses à leur surface, transparents et en apparence dans les conditions d'une éclosion parfaite. Ces neuf malades n'éprouvent le soir aucune démangeaison, ils dorment bien. Le deuxième jour, toutes les éruptions sont amorties, aucune trace d'inflammation locale, d'irritation quelconque n'apparaît ; ils prennent un bain simple. Le cinquième jour, le mieux est le même, Lami se croit guéri et demande son *exeat*. Les neuf et dixième jours, six malades sur huit restants, se plaignent de démangeaisons nouvelles, qui les forcent à se gratter et font naître du prurigo. L'inspection au microscope donne l'explication de ces nouveaux accidents, en nous montrant, chez les uns, des œufs où l'évolution suit son cours ; chez les autres, de jeunes acarus nouvellement éclos, encore à l'état de larve avec leurs six pattes seulement. En un mot, il y a récidive. En conséquence, ces galeux se frictionnent de nouveau avec la pommade sulfuro-alcaline. Perrin et Trouvey, n'ayant ressenti aucune démangeaison, ni vu se développer aucune éruption, paraissent seuls parfaitement guéris. En effet, ils sortent le 28 avril, quinze jours après leur entrée, en compagnie de six autres malades qui ont subi le traitement de la pommade sulfuro-alcaline. Lami, qui avait demandé son exeat le cinquième jour du traitement, est revenu à l'hôpital avec des démangeaisons et une éruption nouvelle. De telle sorte que sur neuf malades, soumis à une *seule friction* de cette pommade à la poudre et au soufre, deux seulement sont complétement guéris.

Aucun topique n'ayant eu jusqu'à ce jour une action à la fois toxique et résolutive aussi marquée, une seconde expérience, mais à deux frictions, est tentée sur un nombre égal de malades. Le 20, le 24, le 27 avril et le 1er mai, nous choisissons, parmi une cinquantaine de galeux, les nommés Veille, Michel Collin, Cabail, Veuillé, Martinetti, Lacaille, Ricot, Lemarié et Leprieur, qui tous sont atteints de gale compliquée d'eczéma ou d'impetigo. On compte sur une des mains de Veuillé, plus de trente sillons. Ils se frictionnent le jour de leur admission et le lendemain matin, avec la pommade en question, et tous, sans exception, présentent, douze heures après la dernière friction, les acarus dans un état de dessication complète et les œufs ridés, noirâtres, impropres à réfracter la lumière au microscope ordinaire, c'est-à-dire réduits à l'état de corps inerte. Les acarus sont tellement racornis et déformés, qu'un observateur, peu habitué à ce genre d'étude, aurait peine à les reconnaître. Toutes les démangeaisons ont disparu, les complications sont en voie de résolution, les malades éprouvent un mieux qui fait bien augurer de la guérison ; en effet, une nouvelle inspection au microscope mobile, faite douze jours après le début du traitement, montre les sillons cicatrisés, et nulle apparence, soit d'œuf, soit d'insecte ; enfin, les malades sortent après quinze jours de séjour à l'hôpital, sans avoir éprouvé la moindre démangeaison et la moindre éruption. Nous avons revu ces malades à leur domicile après leur sortie, et chez aucun d'eux la guérison ne s'est démentie. Un seul bain simple, pris quarante-huit heures après la dernière friction, avait complété le traitement.

Cette pommade à la poudre et au soufre avait donc été un poison aussi violent pour les acarus, qu'elle avait été innocente pour les complications, car nous considérons comme de nulle importance la cuisson et la chaleur qu'elle détermine pendant quelques minutes, au moment de la friction.

Au premier abord, on pouvait être surpris de son action en quelque sorte spécifique ; mais en réfléchissant, on s'en rendait parfaitement compte ; cette pommade est, à quelque modification près, celle d'Helmerick, depuis si longtemps en usage, et le mode de friction, comme on le verra, était le fait le plus important dans ce traitement nouveau. En effet, comparons la composition des deux pommades : celle d'Helmerick contient du carbonate de potasse, du soufre et de l'axonge ; la nouvelle pommade à la poudre renferme de l'azotate de potasse, du soufre, du charbon et de l'huile ; les proportions varient, la préparation diffère, mais il est assez curieux de trouver, à peu de chose près, les mêmes éléments dans les deux pommades. Ces données permettaient de supposer que la pommade sulfuro-alcaline, employée en frictions générales, aurait la même efficacité : l'expérience a justifié la théorie.

F. — Frictions avec la pommade sulfuro-alcaline de l'hôpital. Six galeux, examinés avec le même soin que les précédents aux diverses phases du traitement, et frictionnés avec la pommade sulfuro-alcaline, présentèrent, douze heures après la seconde friction, les acarus morts, desséchés, et les œufs insensibles aux effets de l'incubation. Les démangeaisons *sui generis* produites par l'insecte, avaient disparu, et si de la chaleur, de l'irritation, résultats des frictions, n'avaient ravivé momentanément les complications, l'efficacité de ces deux pommades eût été identique, car la guérison fut radicale chez ces six galeux, comme chez les neuf qui avaient subi le traitement par la pommade à la poudre et au soufre combinés.

La préparation de la pommade à la poudre et au soufre est la suivante :

Pr. Poudre de chasse	100 grammes.
Soufre	100 —
Huile	*Q. S.*

pour faire un magma solide; broyez avec soin sur une table à mêler les couleurs, mettez le tout dans un vase fermé, faites chauffer au bain-marie pendant deux heures, broyez de nouveau le mélange qui est devenu compact et résistant, versez le tout dans 500 grammes d'huile ordinaire, et remuez avec soin au moment de la friction. La dose pour chaque friction est de 150 grammes en moyenne. Un grand bain, pris vingt-quatre heures après la dernière friction, complète tout le traitement. Le malade n'a pas besoin de garder le lit.

Nous constatons, en passant en revue ces diverses expériences, 1° que l'huile en friction a causé la mort des insectes, sans troubler l'évolution des œufs ; 2° que 200 grammes de soufre, mêlés à 300 grammes d'huile, ont tué l'acarus sans nuire à l'incubation des œufs, provoqué des démangeaisons et fait naître une éruption de prurigo ; 3° que 150 grammes d'azotate de potasse, 50 grammes de charbon et 300 grammes d'huile, ont également causé la mort des acarus, en déterminant une vive inflammation sur les régions frictionnées ; 4° que 200 grammes de poudre de chasse et 300 grammes d'huile, ont été insecticides au plus haut point, mais en développant de la chaleur, de la douleur et des éruptions secondaires ; 5° que 100 grammes de poudre de chasse, 100 grammes de soufre, combinés ensemble par une cuisson de deux heures et mêlés à 500 grammes d'huile, jouissent de propriétés vraiment spécifiques contre la cause de la gale, l'acarus, et ses complications ; 6° enfin, que 50 grammes de carbonate de potasse, 100 grammes de soufre et 400 gammes d'axonge (pommade d'Helmerick) mêlés à froid, auraient une efficacité égale à la préparation précédente, si les frictions n'aggravaient momentanément les complications.

Le résultat de ces expériences ainsi groupées, montre que le soufre et les sels de potasse, doués d'une certaine action quand on les emploie isolément, acquièrent par leur combinaison, comme dans la pommade d'Helmerick, des propriétés curatives en quelque sorte doubles de celles qu'elles possédaient auparavant, sans cesser toutefois d'être irritants. Que 76 grammes d'azotate de potasse, 8 grammes de soufre et 16 grammes de charbon, c'est-à-dire 100 grammes de poudre de chasse, combinés à chaud, avec une égale quantité de soufre, forment un topique véritablement spécifique contre les accidents variés de la gale. *A priori*, la composition de la pommade sulfuro-alcaline, et de la pommade à la poudre et au soufre, rend difficilement compte de la supériorité de cette dernière ; mais si l'on note que dans le mélange à froid du carbonate de potasse, du soufre et de l'axonge, la combinaison entre les deux corps actifs doit être imparfaite ; qu'une partie du carbonate de potasse ou du soufre restée libre, doit agir comme corps irritant ; que dans le mélange à chaud, entre la poudre et le soufre, il doit se former une combinaison intime, des composés nouveaux qui n'ont plus les propriétés irritantes du soufre et de la poudre employés isolément ; on concevra que la préparation ait une grande importance et modifie l'action de corps à peu de chose près semblables.

Le règne végétal nous a fourni un médicament non moins efficace que ceux tirés du règne minéral ; nous voulons parler de l'huile de cade, extraite, comme on sait, du genévrier. Cette huile, d'une couleur rougeâtre et d'une odeur balsamique, qui n'a rien de désagréable quand *elle est fraîche*, est depuis longtemps employée par les médecins vétérinaires, dans le traitement des maladies de peau des diverses espèces animales ; elle a été également conseillée comme antipsorique chez l'homme. Douze malades, les nommés Cabail, Rougier, Louis Périer, Anquetin, Maillard, Salomon, Besson, Guérin, Tissier, Saugereau, Bataille et Gelet, ont été reçus vers la fin de mai, et soumis à deux frictions suivant la méthode décrite plus haut. Douze heures après la dernière friction, l'examen microscopique a montré les acarus morts, aplatis, desséchés, les œufs ridés, salis par l'huile, entravés dans leur développement. Les démangeaisons avaient cessé, les complications étaient amorties, les malades, en un mot, éprouvaient tous les prodrômes d'une guérison certaine. Au sixième jour, l'action bienfaisante de l'huile de cade ne le cédait en rien à celle de la pommade à la poudre et au soufre ; toutes les éruptions avaient éprouvé un amendement remarquable ; enfin, au dixième jour, les malades purent sortir dans un parfait état de guérison et à l'abri de toute récidive, comme des renseignements ultérieurs l'ont démontré. Chaque malade avait usé 50 grammes d'huile de cade par friction, et pris un grand bain savonneux. Cette huile sera surtout précieuse pour les enfants, dont la peau fine supporte difficilement les frictions irritantes des pommades à sels potassiques ; elle montre de plus ce qu'il faut penser de l'opinion de ces auteurs qui posaient en principe, que tout topique antipsorique devait avant tout contenir une poudre propre à écraser les sillons.

Les propriétés de l'huile de cade permettaient d'attribuer la même efficacité aux huiles du même ordre, qui contiennent un principe volatil fortement odorant ; en effet, sept malades soumis par M. Bazin à l'huile de goudron, ont été parfaitement guéris ; mais l'odeur infecte qu'ils répandaient, la couleur des habitants de la Nigritie donnée à leur peau, l'état de saleté de leur linge et de leurs vêtements, étaient loin d'en préconiser l'usage. Nous en disons autant de l'huile animale de Dippel, dont les vertus insecticides égalent celles de l'huile de cade.

Des auteurs ayant vanté les propriétés acaricides de l'essence de térébenthine, deux malades l'ont employée. Après deux frictions, nous avons trouvé quelques acarus morts, mais le plus grand nombre vivaient encore, et le travail organisateur s'opérait toujours dans l'œuf. Un seul de ces malades fut guéri par cinq frictions, l'autre compléta son traitement par la pommade sulfuro-alcaline.

Tels sont les faits qui ont eu pour conséquence une transformation complète dans le traitement de la gale, et dont l'application, nous nous plaisons à le croire, sera profitable à ces populations que la misère et l'ignorance condamnent à se transmettre une maladie qu'il serait facile de rendre aussi rare qu'elle est commune. Ils nous permettent de fixer les règles d'un traitement qui n'empruntera rien à l'induction théorique.

Il reste acquis, 1° qu'un grand nombre de médicaments jouissent, à des degrés différents, de la propriété de guérir la gale ; ainsi, le soufre, les sels à base de potasse, la poudre de chasse, l'huile de goudron, l'huile animale de Dippel, l'essence de térébenthine, pourront, dans un cas donné, être une ressource précieuse, car, bien que les uns soient irritants et aggravent les complications, les autres, doués d'odeur désagréable, il suffit que leur usage, pendant un temps qui variera de deux à huit jours, amène une guérison radicale, pour qu'ils soient comptés parmi les topiques antipsoriques ; 2° que trois médicaments principaux, la pommade à la poudre et au soufre, l'huile de cade et la pommade sulfuro-alcaline d'Helmerick, supérieurs à tous les autres, auraient une efficacité identique, si la pommade sulfuro-alcaline n'augmentait momentanément l'inflammation dans les cas de complications.

Le bon marché de ces médicaments les rend encore plus précieux ; ainsi, il faut pour deux frictions, 300 grammes de pommade à la poudre et au soufre ou sulfuro-alcaline, qui reviennent à 2 fr. le kilogramme, soit 60 centimes par traitement. L'huile de cade se vend 3 fr. le kilogramme, il en faut 100 grammes pour les deux frictions, soit 30 centimes par traitement.

Le praticien aura donc à son service trois médicaments qui guériront sûrement la gale en quarante-huit heures, en soumettant le malade à deux frictions générales, de douze heures en douze heures, et en lui faisant prendre un grand bain savonneux, vingt-quatre heures après la dernière friction.

Parmi ces trois médicaments, nous donnerons la préférence à celui qui remplira le mieux les conditions que doit présenter un remède populaire, c'est-à-dire qui sera aussi bon marché que possible, qui n'exigera aucune préparation, qui se trouvera partout avec les mêmes qualités, qui, enfin, portera un nom d'une mnémonique facile ; à ce titre, l'huile de cade présente tous ces avantages ; aussi n'hésiterons-nous pas à en conseiller l'usage de préférence aux autres topiques, L'huile de cade, employée seulement deux fois en friction, salit le linge comme les autres corps gras qui entrent dans les pommades, et ne l'altère pas.

La méthode des deux frictions générales d'un quart d'heure a tellement force de chose jugée, que M. Bazin a réduit de douze jours à deux ou trois, la durée du traitement. Ce mouvement rapide, d'entrée et de sortie, a enfin permis, chose inconnue jusqu'alors, de réduire à une vingtaine les cent lits qui suffisaient à peine au traitement des galeux.

Ce mémoire, sur la contagion et le traitement de la gale, complète mes recherches pathologiques et entomologiques sur cette maladie.

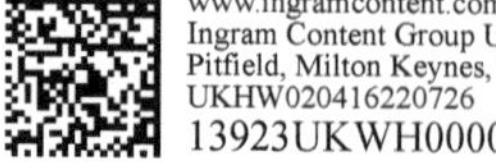

www.ingramcontent.com/pod-product-compliance
Ingram Content Group UK Ltd.
Pitfield, Milton Keynes, MK11 3LW, UK
UKHW020416220726
13923UKWH00004B/1990

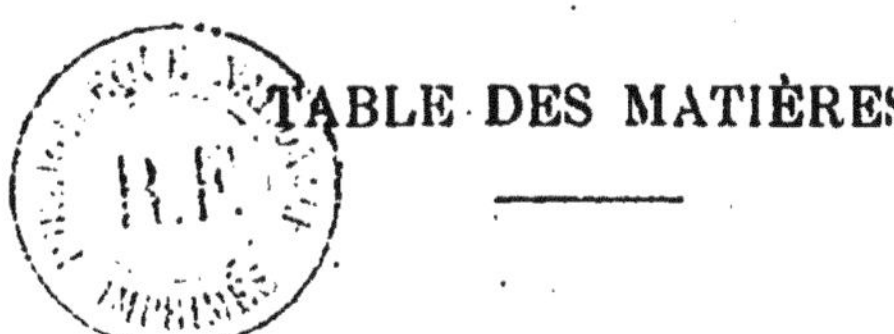

TABLE DES MATIÈRES

Première partie.

Deuxième partie.

www.ingramcontent.com/pod-product-compliance
Ingram Content Group UK Ltd.
Pitfield, Milton Keynes, MK11 3LW, UK
UKHW020325220726
13923UKWH00003B/1367